CONTRIBUTION A L'ÉTUDE

TRAITEMENT DE L'ACTINOMYCOSE

PAR

Joseph ROLLIN

DOCTEUR EN MÉDECINE

MONTPELLIER

IMPRIMERIE Gustave FIRMIN, MONTANE et SICARDI
Rue Ferdinand-Fabre et Quai du Verdanson

1904

CONTRIBUTION A L'ÉTUDE

DU

TRAITEMENT DE L'ACTINOMYCOSE

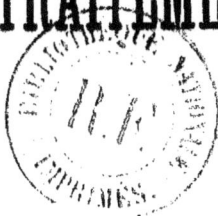

PAR

Joseph ROLLIN

DOCTEUR EN MÉDECINE

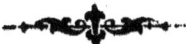

MONTPELLIER

IMPRIMERIE Gustave FIRMIN, MONTANE et SICARDI

Rue Ferdinand-Fabre et Quai du Verdanson

1904

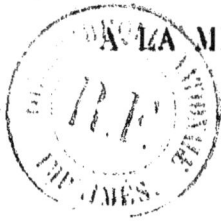

A LA MÉMOIRE DE MES PARENTS

A MA FAMILLE

J. ROLLIN.

INTRODUCTION

L'actinomycose étant une maladie de date encore récente dans la pathologie humaine, il nous a paru utile de rappeler brièvement en quelques pages l'histoire de cette maladie. de comparer entre eux les résultats obtenus par les divers traitements, d'étudier leur efficacité.

Pour cela nous avons recherché avec soin, dans les ouvrages publiés sur cette maladie, les observations déjà nombreuses où le microscope a pu déceler dans les grains jaunes, les formations en massue de l'actinomycose.

Nous nous sommes plus spécialement attardé, comme l'indique le titre de notre travail, sur le traitement et le résultat du traitement indiqué dans chaque observation.

A ce propos nous avons dressé comme une sorte de statistique et nous avons évalué par un tant pour cent, les guérisons et améliorations obtenues avec chacun d'eux.

Nous avons aussi mentionné en quelques lignes les essais faits par divers praticiens concernant les injections de substances antiseptiques et des produits de diverses cultures ; ce qui nous a amené à parler d'une observation recueillie par les soins de M. le professeur Forgue, dans son service à l'hôpital Saint-Eloi de Montpellier. C'est cette observation qui nous a poussé à rechercher la valeur réelle des traitements jusqu'alors en usage, et qui tous avaient totalement échoué sur la malade dont il s'agit.

Aussi nous indiquerons dans notre dernier chapitre, après avoir relaté en entier l'observation mentionnée plus haut, tous les traitements suivis par notre malade, et comment, en désespoir de cause, le sulfate de cuivre fut prescrit.

Nous souhaitons ardemment que notre humble travail fasse connaître à tous l'heureux résultat si vite obtenu par cette médication des plus simples et à la portée de tous ; bien heureux si nous pouvons arracher à une issue fatale quelques-unes des malheureuses victimes de l'actinomycose à forme maligne.

Nous tenons ici à remercier publiquement M. le professeur Forgue de la bienveillance qu'il nous a toujours témoignée pendant le temps d'études passé à son service et de l'obligeance avec laquelle il a dirigé nos recherches.

CONTRIBUTION A L'ÉTUDE

DU

TRAITEMENT DE L'ACTINOMYCOSE

HISTORIQUE

L'actinomycose αχτις rayon μυχης champignon est une maladie parasitaire, commune à l'homme et aux bovidés.

C'est en 1857, que pour la première fois Lebert, dans son atlas d'anatomie pathologique, donne une description et des desseins exacts du parasite, rencontré dans le pus d'un abcès thoracique opéré par Louis. Mais il ne reconnaît pas la véritable nature de ses éléments et croit pouvoir attribuer à des crochets de cysticerques les formations rayonnées en massue des grains jaunes.

En 1858, Davaine, étudiant une tumeur des os maxillaires du bœuf, signale à la Société de biologie l'existence de petites granulations jaunâtres.

Mais c'est à Rivolta que revient l'honneur d'avoir le premier déterminé la nature de la maladie. Depuis longtemps déjà il se livrait à des recherches sur l'ostéo-sarcome du bœuf, lorsqu'en 1868, il découvre dans une de ces tumeurs des bâtonnets courts qu'il attribue à un parasite, affirmant ainsi la nature infectieuse des lésions. Il tente diverses inoculations, mais n'obtient que des insuccès, dus sans doute aux associations microbiennes, qui, comme on sait, étouffent rapidement le parasite en en provoquant l'élimination.

Il le retrouve en 1875. La même année Perroncito étudie sa morphologie et lui attribue une origine cryptogamique.

Herz, de Munich, pour rappeler son origine et sa disposition, lui donne le nom d'actinomycose : αχτις rayon μυχης champignon.

Enfin en 1878 et 1879, Israël et Ponfick, en examinant le pus d'un abcès, y découvrent des grains jaunes, constitués au centre par une trame mycélienne et à la périphérie par des renflements en massue. C'est alors qu'ils affirment l'analogie des lésions observées chez l'homme et les bovidés.

Quelques années plus tard, après de nombreuses tentatives, Israël reproduit la maladie chez un lapin, au moyen d'inoculations de grains jaunes pris sur l'homme, expérience confirmée bientôt après par Hanau, Dor, Bérard et Déléarde.

Actuellement, grâce au traité clinique de Poncet et Bérard, la maladie est connue de tous les praticiens et décrite avec tant de compétence que nous n'insisterons pas davantage. Nous passerons de suite au traitement rationnel de l'actinomycose.

Nous diviserons notre travail en trois chapitres ou paragraphes.

Dans le premier, nous parlerons du traitement de l'actinomycose par KI, de sa valeur, et de l'effet de KI sur les cultures.

Dans le deuxième, nous examinerons les résultats obtenus par le traitement chirurgical et mixte et ses indications.

Enfin, dans le troisième, il sera question d'une observation d'actinomycose due à la bienveillance de M. le professeur Forgue, de l'échec de tous les traitements en usage jusqu'à ce jour, et de la guérison obtenue par le sulfate de cuivre.

CHAPITRE PREMIER

TRAITEMENT IODURÉ — SA VALEUR — EFFET DE KI
SUR LES CULTURES

La médecine vétérinaire nous avait déjà fait connaître le parasite, elle devait bientôt nous indiquer les moyens de le combattre.

Dupont, vétérinaire français, publie le premier deux cas de guérison d'actinomycose, cas que M. Mathis, professeur à l'école vétérinaire de Lyon, reconnaît à l'examen microscopique être bien de l'actinomycose.

Furthmeyer, essaie l'iodure de potassium et obtient plusieurs guérisons pendant que, de son côté, Thomassen, professeur à l'école vétérinaire d'Utrecht, est conduit par diverses considérations à employer dès 1880 l'iodure de potassium.

La glossite actinomycosique, dit-il dans une lettre par lui adressée à M. Gustave Bérard de Bordeaux, est toujours accompagnée d'un fort œdème de la région de l'auge. Cette tuméfaction et les tumeurs rétropharyngiennes furent traitées d'abord par la teinture d'iode ou des pommades à base d'iode. Parfois je constatai l'effet salutaire de ce traitement topique sur les lésions de la langue : ce qui ne pouvait être que l'effet de l'action de l'iode entré dans le torrent circulatoire, dont la présence pouvait être constatée dans les sécrétions telles que la salive. Ces faits devaient me conduire à administrer l'iode en forme de sel intérieurement, ce dont je n'eus qu'à me louer dès le premier cas de la langue de bois. Bientôt j'abandonnai tout traitement local et je me bornai à faire administrer KI. (Thomassen.)

Cet exemple fut bientôt suivi par les vétérinaires étrangers et de nombreux succès furent enregistrés et publiés.

C'est pourquoi M. le docteur Bérard disait dans l'introduction de sa thèse : « Ce qui fait l'intérêt de cette question, c'est la spécificité d'un médicament pour une maladie parasitaire, fait d'autant plus curieux que la présence de KI n'influence en rien la richesse et la rapidité de culture du parasite. »

A ce propos nous nous permettrons une remarque : si les succès jusqu'alors enregistrés étaient si nombreux et si rapides, c'est que c'étaient surtout des langues de bois, c'est-à-dire des cas bénins.

En effet, si à côté de la statistique de Thomassen, publiant 80 guérisons sur 80 cas, nous considérons les résultats obtenus par la commission gouvernementale de Chicago en 1893, nous voyons déjà que sur les 185 bovidés traités, les guérisons ne sont que de 131, laissant ainsi une mortalité de 54 individus, c'est-à-dire le 30 p. 100.

Mais dit M. Bérard, «les expériences de Chicago ayant pour but de vérifier l'efficacité de KI dans l'actinomycose portèrent sur 185 animaux choisis parmi les plus atteints, porteurs pour la plupart de tumeurs volumineuses du maxillaire.

» Les guérisons incomplètes et les quelques insuccès obtenus à Chicago s'expliquent par la trop grande extension de la maladie, la déchéance organique trop avancée. L'actinomycose est en effet une maladie infectieuse attei-

gnant souvent tous les organes dans une période avancée;
elle a par suite sur l'état général du sujet un retentisse-
ment considérable trop grave quelquefois pour que les
effets de l'iodure puissent encore se faire sentir.» (Thèse
Bérard.)

Cette objection a une réelle valeur et nous ne songeons
pas à la contester. Mais on pourra voir tout à l'heure dans
le détail des observations, que parfois le traitement ioduré
échoue totalement, alors que quelques incisions, un grat-
tage sérieux, mettent sur la voie de la guérison.

M. Bérard s'appuie sur 27 observations, dont 10 concernant des bovidés ; nous allons les citer en les résu-
mant et nous verrons ce qu'il y a lieu d'en conclure.

OBSERVATION PREMIÈRE. (Godbille). — Vache 4 ans,
langue bois, KI, 12 grammes en 2 fois, 8 jours, guérison.

OBS. II. — Vache 9 ans, langue bois, K I, 12 gr..
iodisme, guérison en 8 jours. (Godbille.)

OBS. III. — Bœuf 4 ans, palais tuméfié, iodure à doses
décroissantes 15 grammes, guérison en 10 jours. (Godbille).

OBS. IV. — Génisse 18 mois, langue bois, KI doses
croissantes 5 à 12 grammes, guérison en 15 jours.

OBS. V. (Moinereau). — Bœuf, tumeur (œuf poule), à
la branche droite du maxillaire, KI à l'intérieur et loca-
lement ; après quelques cautérisations au thermocautère
on se contenta de revêtir l'ulcération d'un mélange
d'huile d'olive et de suie. 20 jours après on cessa le trai-

tement ioduré, la tumeur était considérablement affaissée et disparut complètement au bout de 19 jours. Guérison.

OBS. VI (Soucail). — Bœuf, tumeur maxillaire; KI, 10 grammes. Guérison 1 mois.

OBS. VII (Soucail). — Bœuf 4 ans, tumeur maxillaire ; KI, 10 grammes. Guérison 15 jours.

OBS. X (Nocard). — Vache 6 ans, langue bois (grains jaunes), KI. Guérison 9 jours.

OBS. XI et XII (Thomassen). — 2 vaches, tumeurs laryngées et langues bois ; KI. Guérison.
Suivent 17 observations concernant des cas divers d'actinomycose chez l'homme.

OBS. XIV (Van Iterson). — Homme souffrant depuis janvier 1892 de lésions, plancher de la bouche, avec perforation sous-maxillaire. Marche chronique, poussées aiguës, 2 grammes de KI par jour, amélioration rapide. Guérison.

OBS. XV (Van Iterson). — Le 3 avril 1892, un malade entre à l'hôpital pour tumeur dure et sensible de la région cœcale, datant de 1 mois, et dont l'apparition avait été précédée d'une constipation opiniâtre. Ouverture de l'abdomen. Sortie le 30 avril avec plaie insignifiante. Rentré le 23 mai. Plaie rouverte, grains jaunes qui indiquent actinomycose. A partir du 4 juin, 1 gramme de KI. Dès le 11 amélioration. Guérison complète le 30.

OBS. XVI (Salzer). — Femme 50 ans, gonflement côté droit de la face, perforation du tympan. Le début remontait à 6 mois. Incisions, grains jaunes, KI 2 gr. 50. Amélioration. Guérison en 1 mois.

OBS. XVII (Salzer). — Cultivateur, 41 ans. Tuméfaction, phlegmon de la face gauche du cou, dont le début remonte à 7 mois (mai-septembre). Incision. Pus à grains jaunes. Traitement chirurgical énergique. Pas de résultats. KI à la dose de 2 grammes. Mal enrayé. Guérison en 6 semaines.

OBS. XVIII (Buzzi et Galli Valerio). — Homme 24 ans. Tuméfaction faciale et claviculaire ayant débuté il y a 4 mois par dernière molaire droite. Incisions. Pus à grains jaunes. KI, 2 grammes. Amélioration. Guérison en 2 mois 1/2.

OBS. XIX et XX (Hersen). — Le premier cas concerne lésion de la région sous-maxillaire. Le deuxième cas concerne tumeur de cœcum. KI. Guérison.

OBS. XXII (Netter). — Femme 30 ans. Pleurésie gauche séro-fibrineuse. Amélioration passagère. Altération subite. Ponction. Œdème dur des parois thoraciques. Nodosités. Fluctuation. Incision. Pus sans rien de particulier. Fistule. Dans le pus de la fistule grains jaunes. KI de 6 grammes à 1 gramme. Peu d'iodisme. Guérison et de la pleurésie et de la fistule.

OBS. XXIII (Poncet). — Homme. Tumeur maxillaire supérieure. Fistule au niveau de la canine. Pus à grains jaunes. KI 2 grammes pendant 8 semaines. Guérison.

OBS. XXIV (Gaube). — Jeune fille. Tuméfaction de la joue droite. Ponction. Pus à grains jaunes. KI, 2 grammes. Guérison.

Obs. XXV (Dubreuilh et Freche). — Homme 25 ans. Placard induré occupant joue gauche et surplombé inférieurement vers angle postérieur de la mâchoire par tumeur fluctuante, grosseur œuf de poule. Trajet fistuleux. KI, 2 grammes. Amélioration. Malade perdu de vue.

Obs. XXVII (Poncet). — Ouvrier 48 ans. S'est mis à tousser en avril. Entre en juin chez Lépine qui le traite pour une pleuro-pneumonie. 1 mois après abcès sous sein gauche, paraissant être d'origine costale. Transféré service Poncet.

A l'incision on trouve actynomyces KI 4 grammes. Crachats contiennent actinomyces. L'abcès ne semble pas communiquer avec plèvre. Décollements nombreux. En août, le malade a beaucoup maigri. Paroi thoracique latérale gauche entièrement envahie. Incision 20 centimètres. Cautérisation au fer rouge. Auscultation, cavernes. Pas de bacille de Koch.

De ces observations, M. Bérard conclut : « L'efficacité de KI apparaîtrait d'une manière bien évidente si l'on veut remarquer que presque toujours la lésion était très ancienne, souvent fistuleuse et suppurée sans tendance aucune à la résolution ; que l'amélioration est survenue peu de jours après l'administration du médicament et que la guérison a été le plus souvent complète en quelques semaines. »

Mais l'auteur semble oublier ce point sur lequel l'école allemande insiste avec tant de raison : l'effet merveilleux et souvent définitif, produit par une simple incision. Or, si nous parcourons les observations précédentes, nous relatons dans presque toutes des incisions, des grattages, des curettages, ponctions, cautérisations etc., qui ont

précédé, suivi ou accompagné le traitement ioduré, et
nous sommes en droit de nous demander ce qu'aurait fait
le traitement ioduré seul, sans adjonction aucune de traitement chirurgical ?

Il nous semble injuste d'attribuer à l'iodure seul des
guérisons qui, en réalité, n'ont été obtenues que par un
traitement mixte.

Nous avons étudié aussi avec beaucoup d'attention les
observations publiées par MM. Poncet et Bérard, de Lyon,
dans leur traité clinique de l'actinomycose, surtout au point
de vue de la valeur du traitement.

Nous avons dénombré soigneusement les guérisons,
améliorations ou morts obtenues par les divers traitements (ioduré, chirurgical ou mixte), et comme il est
facile de s'en rendre compte, la mortalité est plus élevée
pour les cas traités par l'iodure seul que pour les autres
cas.

Sur 27 individus uniquement traités par l'iodure, nous
enregistrons 10 morts, 5 améliorations et 12 guérisons.
Comment, dès lors, se contenter de la seule administration
de l'iodure sans adjonction d'aucun autre traitement?

Il nous semble préférable d'admettre, avec MM. Poncet et Bérard, que la thérapeutique rationnelle par un
médicament spécifique des lésions parasitaires, est encore à trouver.

On ne connaît pas, pour l'actinomycose, une substance
chimique ou un produit extrait des cultures, qui agisse
constamment, d'une façon méthodique, sur les foyers,
ulcérés ou non, comme l'iodure de potassium dans la
syphilis ou comme le sérum de Behring-Roux dans la
diphtérie.

Pour compléter cette étude de l'action de KI sur
l'actinomycose, voyons comment se comportent les

cultures d'actinomyces en présence de solutions, même concentrées, de cette substance.

Nocard, le premier, prépare à cet effet des tubes de gélose glycérinée. Dans la moitié de ces tubes, il ajoute de l'iodure de potassium depuis 0,50 jusqu'à 1 p. 100. Puis, il ensemence tous les tubes avec des actinomyces provenant d'une même culture. La rapidité et la richesse du champignon furent les mêmes dans tous les tubes, iodurés ou non.

Dor, de Lyon, reprend ces expériences avec un autre milieu de culture. Il emploie le bouillon ordinaire, dans lequel il fait dissoudre l'iodure de potassium en proportions de 0,5, 1,2 et 5 p. 100. Les résultats obtenus furent identiques aux précédents: l'actinomyces se montra aussi abondamment et aussi rapidement dans les tubes iodurés que dans les tubes témoins. Et M. Dor conclut:

« Constatant que le développement de l'actinomycose n'est pas ralenti par la présence de 5 p. 100 d'iodure, j'ai considéré que l'iodure n'avait pas d'action spécifique *in vitro*. »

A son tour, M. le docteur Dubreuilh, en collaboration avec M. le docteur Bérard, renouvelle et perfectionne ces diverses opérations.

Ils font dissoudre l'iodure dans le bouillon même, afin de n'en « pas modifier la composition » et portent à l'étuve à la température du corps.

Cinq jours après l'ensemencement, examen des tubes iodurés et des tubes témoins. Même développement, mêmes caractères des cultures et sur les uns et sur les autres.

Ils font alors une dernière tentative sur pomme de terre cuite. De petits cubes de pomme de terre sont cuits dans une solution d'iodure à 5 p. 100, d'autres sont cuits

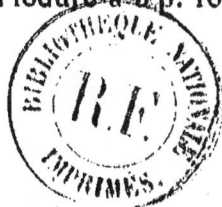

à l'eau simple. Les uns et les autres sont introduits asep-
tiquement dans des tubes de Roux ensemencés d'actinomyces et portés à l'étuve à 37°. Cinq jours plus tard, les
diverses cultures étaient encore absolument identiques.

Il est donc surabondamment prouvé que la solution
d'iodure de potassium, même concentrée, n'a aucune action
sur le parasite même. Elle ne constitue même pas pour
lui un milieu défavorable.

Les guérisons obtenues par ce médicament ne sont donc
pas dues à son action directe sur le parasite, comme celle
du sulfate de quinine sus l'hématozoaire de Laveran,
mais plutôt à une modification des tissus due à l'absorp-
tion de cette substance.

CHAPITRE II

A l'heure actuelle les chirurgiens de la région lyonnaise et du sud-est de la France (Poncet, Pollosson, Jaboulay, Rocher, Vallas, Reboul) « font de l'iodure de potassium un simple adjuvant utile, mais non obligé du traitement chirurgical qui reste pour eux l'indication de choix, toutes les fois que les lésions sont accessibles à une intervention directe ». (Poncet et Bérard, *Traité clinique de l'actinomycose.*)

Etudions donc dans ce chapitre la valeur du traitement chirurgical et ses indications.

Le professeur Poncet, de Lyon, avait distingué deux sortes d'actinomycose : l'actinomycose bénigne, fermée et pure d'infections surajoutées, et l'actinomycose maligne, ouverte, avec associations microbiennes. L'actinomycose à l'état pur serait plus limitée, plus facilement curable que celle dont les lésions sont contaminées par d'autres microbes. Et ce fait clinique ne doit pas nous étonner. Nul praticien n'ignore en effet que la diphtérie elle aussi revêt diverses formes : bénigne lorsqu'on ne trouve au microscope que le bacille de Loffler à l'état pur, plus grave lorsqu'au bacille de Loffler se joint le staphylocoque, maligne enfin lorsque le streptocoque vient surajouter sa virulence. Ce sont là faits d'autant plus vrais et plus indiscutables que l'expérience même a réalisé ces divers cas dans le laboratoire : que l'on injecte à des cobayes des cultures pures de bacilles de Loffler, elles pourront être inoffensives à une dose déterminée, mais cette même dose deviendra rapidement virulente et mortelle dès qu'elle aura été additionnée de streptocoque.

Nous admettrons donc avec le professeur Poncet que l'actinomycose fermée est la forme la plus bénigne et la plus facilement curable, l'actinomycose ouverte et suppurée revêtant d'ordinaire une malignité plus grande. Et nous dirons avec le même auteur : « Dans les premières l'iodure de potassium peut avoir autant de succès que le bistouri ; mais dans les autres, que l'on soupçonne parfois à la réaction congestive intense des tissus avoisinants, au caractère très hémorragique des fongosités, l'iodure administré dès le début a de grandes chances d'échouer. Il faut commencer par le traitement chirurgical s'il est praticable et ne compter sur le traitement médical qu'en tant qu'adjuvant ultérieur. » (Poncet et Bérard.)

Si nous nous reportons au résumé des observations recueillies et publiées dans le traité de MM. Poncet et Bérard, défalcation faite de 23 observations dont le traitement n'était pas suffisamment indiqué, nous voyons que sur les 40 cas traités chirurgicalement il y a 25 guérisons et 7 améliorations dont plusieurs durant depuis 4 et 5 ans, tandis que sur les 27 cas traités par l'iodure de potassium il ne se trouve que 12 guérisons et 5 améliorations : le traitement chirurgical donnant en chiffres approximatifs 60 °/₀ de guérisons, le traitement ioduré 44 °/₀ seulement.

Ces observations scrupuleusement étudiées doivent donc d'une part nous rendre très réservés au sujet de la valeur du traitement de l'actinomycose par l'iodure de potassium, tandis que de l'autre elles semblent nous engager à user plus largement du traitement chirurgical.

« Par conséquent, dès que l'on aura diagnostiqué un foyer d'actinomycose, ou même dès qu'on aura les motifs sérieux de soupçonner la nature mycosique d'une lésion, en même temps que l'on administrera au malade le traitement ioduré, on interviendra chirurgicalement d'après les données générales suivantes :

1° Le seul procédé de cure radicale d'un foyer d'actino-mycose qui mette à l'abri de toute récidive est l'extirpa-tion totale des lésions dues au parasite.

» 2° Dans un foyer, toutes les régions tuméfiées ne sont pas occupées par le champignon, et l'œdème s'étend habi-tuellement bien au delà des zones qu'il a envahies, de telle sorte que l'administration préalable de l'iodure, avec injections interstitielles de substances modificatrices et antiseptiques peut, dans les foyers superficiels abordables en totalité, limiter les phénomènes d'inflammation extérieure à une zone très restreinte et simplifier beau-coup les moyens chirurgicaux qui restent à mettre en œuvre pour assurer la guérison.

» 3° Dans les lésions profondes et viscérales, il n'y a pas de rapport entre l'étendue des désordres visibles et celle des foyers qui échappent à l'exploration directe. Des incisions limitées, des curettages superficiels guériront parfois des cas en apparence très graves, tandis que les mêmes procédés, appliqués à d'autres cas, que l'on croi-rait plus bénins d'après l'examen extérieur, ne préservent pas des récidives et semblent au contraire favoriser les métastases. On commencera donc par les méthodes les plus simples et les interventions les plus bénignes, à moins que la situation critique des malades n'impose un acte chirurgical plus décisif.

» 4° Tous les foyers incisés par le chirurgien seront modifiés soigneusement par la curette, par les lavages ou les badigeonnages antiseptiques, surtout au sublimé, au chlorure de zinc, au nitrate d'argent et à la teinture d'iode. De plus, ils seront laissés largement ouverts, de façon que leur cicatrisation puisse être surveillée de près et les moindres récidives combattues dès leur apparition. »

Ces règles laissent, on le voit, une grande latitude au chirurgien. Il ne saurait en effet en être autrement. Son intervention devra être d'autant plus rapide que les foyers actinomycosiques menaceront davantage tel ou tel organe important, telle ou telle fonction indispensable à la vie. Si l'état précaire du malade nécessite une modification pressante dans l'état de ses fonctions, on interviendra avec plus de décision, puisque dans ce cas c'est la vie même du malade qui est en jeu.

On se rappellera « que l'extension de la lésion se produit par continuité, de proche en proche, dans les espaces conjonctifs de préférence ; le sens de cette progression étant déterminé par la direction de ces espaces, par l'inégalité des résistances rencontrées souvent aussi par l'orientation du corps étranger qui a été le véhicule du parasite. » (Bard, *Anatomie pathologique.*)

Chaque cas comportera donc une conduite différente de la part du chirurgien suivant le siège occupé par les lésions quelles qu'elles soient.

Dans les formes cervico-faciales, de beaucoup les plus nombreuses, puisqu'à elles seules elles comprennent les 3/4 des cas publiés, il faudra tenir compte de la plus ou moins grande intensité du trismus, l'un des plus importants symptômes de ces lésions. Si ce trismus est tellement intense qu'il supprime à lui seul toute sorte d'alimentation, le chirurgien tentera d'en supprimer la cause, soit par

des incisions, des curettages, etc., soit par la résection :
partielle, si le maxillaire est légèrement atteint, totale,
s'il est en grande partie nécrosé.

Il ne faudra pas tenir trop compte de la tuméfaction :
cette tuméfaction « de consistance particulière, inter-
médiaire entre la mollesse de l'œdème inflammatoire et
la dureté des néoplasmes solides », s'étendant souvent
plus loin que la lésion mycosique proprement dite. En
somme, les indications opératoires sont les mêmes
que dans les membres, en tenant compte de la néces-
sité de protéger les muqueuses de revêtement des orifices
naturels.

« Si l'on est en présence d'une masse plus ou moins
ramollie, accolée à l'os au voisinage d'une ou plusieurs
dents cariées, la seule extraction... ne saurait ici...
suffire pour faire rétrocéder le trismus, la tuméfaction et
tarir les fistules. » Il ne faudra pas craindre d'user
assez largement du bistouri, de la curette et du thermocautère, attaquant sans parcimonie tous les points infectés
et même douteux ; et ce, avec d'autant plus de générosité
que les portions en voie de ramollissement menacent d'en-
vahir quelque organe important.

A propos de cette localisation sur le maxillaire, il ne
faut pas oublier que souvent l'actinomycose produit un
épaississement périostique considérable. Avant de déci-
der une résection, il sera bon d'examiner à plusieurs
reprises si l'os est le point de départ effectif de la
tumeur. MM. Poncet et Bérard citent à cette occasion
une résection du maxillaire inférieur, dont la surface
osseuse seule était légèrement érodée, et qui fut occa-
sionnée par un de ces énormes épaississements périosti-
ques. En pareil cas l'attente et le traitement ioduré sont
ce qu'il y a de mieux à faire.

Cependant il ne faudra pas hésiter à pratiquer la résection dans certaines circonstances : par exemple lorsqu'on veut s'ouvrir une voie vers l'espace rétroparotidien ou pharyngé latéral, ou bien dans le cas de néoplasie actinomycosique limitée. L'extirpation totale des lésions est en effet le seul procédé qui mette à l'abri des récidives toujours à craindre.

Par une intervention rapide et complète, avec ablation absolue des lésions, la guérison est plus prompte qu'avec une série d'incisions et de curettages qui fatiguent beaucoup plus le malade par leur fréquence et exposent davantage aux métastases.

Bien plus délicat est le traitement chirurgical dans les lésions abdominales de l'actinomycose.

Là, en effet, il est excessivement rare de diagnostiquer une actinomycose au début.

On croit être en présence d'une entérite ou d'une appendicite et, en effet, tous les symptômes de l'appendicite aiguë peuvent se trouver réunis, coliques, diarrhée, anorexie, ballonnement du ventre, douleur, défense musculaire, vomissements, péritonisme, etc., ou bien on sent une masse indurée, parfois accolée à la paroi que l'on prend pour un cancer intestinal, et quelques semaines, quelques mois plus tard la paroi ramollie et ulcérée s'ouvre, laissant échapper par de nombreuses fistules un pus abondant et mêlé de grains jaunes.

Le diagnostic est maintenant fixé. Mais alors les lésions peuvent être très avancées et l'état du malade s'oppose à toute espèce d'intervention. D'autres fois, le cas semble assez bénin. On ouvre les points ramollis, on curette et le mal empire ; ou bien on craint une issue fatale, on incise cependant et l'on draine et l'on est tout étonné de voir son malade guérir en quelques semaines.

Ce sont tantôt des cas simples au premier abord et qui, par la suite, réclament des interventions continuelles et variées; tantôt ce sont des cas semblant désespérés et que quelques incisions, quelques curettages suffisent à guérir. Quelles sont donc les indications opératoires? Comment et quand doit-on intervenir? Ici surtout la plus grande latitude est laissée au chirurgien.

Cependant on est aujourd'hui d'avis d'intervenir dès que les crises douloureuses deviennent subintrantes, et de même que dans l'appendicite banale en cas d'adhérences étendues, on cherchera plus à ouvrir largement le foyer infecté qu'à extirper la portion de l'intestin qui est malade. (Poncet et Bérard.)

Pour les lésions thoraciques, le problème se complique. D'abord le diagnostic de l'actinomycose est d'autant plus difficile que la lésion est plus fermée, autrement dit, pour affirmer l'actinomycose il faut avoir reconnu dans les crachats ou dans le pus des fistules thoraciques, la présence des grains jaunes caractéristiques de la maladie.

Or, cette présence des grains jaunes dans l'expectoration du malade suppose des lésions fort avancées déjà; des cavernes comparables à celles de la tuberculose et impossibles à distinguer de celles-ci par l'auscultation seule, cavernes contre lesquelles le traitement chirurgical est impuissant. Si cependant on soupçonnait dans la plèvre une lésion plus considérable que la lésion pulmonaire, il serait bon d'intervenir, d'ouvrir largement la cavité pleurale afin de permettre l'évacuation du pus à grains jaunes.

Sous l'influence de cette cure chirurgicale, on pourra voir les cavernes s'enkyster, les lésions se réparer dans la mesure du possible et la guérison survenir.

Inutile d'ajouter que si la lésion actinomycosique se trouve être localisée aux parois thoraciques, le traitement chirurgical d'emblée est indiqué.

En résumé, chaque fois qu'il sera possible d'aborder une lésion limitée, à contours nets et bien définis, l'excision, l'extirpation totale des lésions semble le procédé de choix. En même temps, il sera bon de donner au malade l'iodure de potassium, à la dose de 2 à 4 grammes par jour. Ainsi entendu, le traitement sera plus rapide et la guérison plus sûrement définitive.

Afin d'être complet dans cette étude du traitement de l'actinomycose, nous citerons les essais tentés à diverses reprises à l'aide de produits de culture ou d'injections interstitielles de sels antiseptiques.

Certains expérimentateurs, Billroth en particulier, frappés de l'analogie des lésions actinomycosiques et tuberculeuses, tentent d'appliquer au traitement de l'actinomycose les injections de tuberculine.

Le premier essai de Billroth date de 1891. Il s'agissait d'une actinomycose abdominale, que l'on vit rapidement ramollir, puis rétrocéder peu à peu.

Peu de temps après, Kohler traite de la même façon une autre actinomycose abdominale, qui rétrocéda au bout d'un mois et demi de traitement. Malheureusement, ces malades furent perdus de vue, et l'on ne sait pas si la guérison s'est maintenue.

Le fait saillant, le point à retenir et que font ressortir tous les expérimentateurs, c'est que, comme les tuberculeux, les actinomycosiques réagissent à la lymphe de Koch.

Il y aurait donc là un précieux moyen de diagnostic dans certains cas d'actinomycose néoplasique, si les aléas de l'injection de tuberculine étaient moins menaçants.

D'autre part, Nocard et MM. Poncet et Bérard (de Lyon) ayant remarqué la ténacité particulière des lésions actinomycosiques ouvertes et suppurées, c'est à-dire où le streptocoque, où le staphylocoque s'associaient à l'actinomyces, tentèrent les injections de sérum antistreptococcique, afin, disaient-ils, « de permettre à KI d'agir sur les foyers ainsi préparés ».

Les résultats ainsi obtenus furent peu satisfaisants et ne répondirent pas aux espérances que pouvait donner une aussi juste théorie.

Cependant Ziegler, utilisant des cultures filtrées de staphylococcus pyogenes aurait obtenu de belles réactions. Il citerait même à l'appui de ses expériences quelques cas de guérison.

La puissante valeur antiseptique du sublimé ne pouvait manquer d'être essayée pour combattre le parasite. C'est ce qui fut fait à la clinique d'Albert.

On injectait dans les points les plus tuméfiés et de façon à couper la route à l'actinomyces vers les organes les plus délicats, 4 à 5 seringues de Pravaz par jour d'une solution de sublimé dont la concentration variait de 1 p. 100 à à 1 p. 1000.

Quinze jours ou trois semaines après, la lésion commençait à rétrocéder, grâce à une véritable « discission antiseptique des tissus facilitant leur nécrobiose et l'élimination du parasite au dehors ». (Poncet et Bérard.)

L'acide phénique, l'acide salicylique en injections dans les trajets fistuleux ou en lavages, n'ont pas donné de bons résultats.

Les cautérisations au chlorure de zinc modifient assez avantageusement les tissus et s'opposent assez efficacement à la dissémination du parasite; de même les applications d'argile chaude imbibée d'acide acétique et les badi-. geonnages avec la solution iodo-iodurée d'Esmarch à 4/25.

Le nitrate d'argent, dont on connaît la puissance de pénétration, a donné quelques bons résultats ; mais dès que le parasite est profondément infiltré, il devient inefficace tout comme les autres sels jusqu'alors employés.

Reste en dernière analyse, et c'est ce qui fait le fond même de notre travail, le sulfate de cuivre.

CHAPITRE III

OBSERVATION INÉDITE

Due à l'obligeance de M. le professeur Forgue

S. R..., âgée de 25 ans, domiciliée dans la commune de Pradelle (Haute-Loire), entre dans le service de M. le professeur Forgue le 29 février 1904.

La maladie a débuté en décembre 1903, par une induration inflammatoire occupant le milieu de la joue. Cette induration subit un ramollissement qui fait croire à un abcès qu'on incise et qui se fistulise. Puis, peu à peu, des nodosités dures, avec phénomènes inflammatoires peu intenses, apparaissent vers l'angle du maxillaire inférieur, vers l'angle externe de l'œil. La douleur est peu considérable ; il s'établit un trismus assez serré, la tuméfaction gagne de plus en plus la joue et la région massétérine.

État à l'entrée. — La face droite est déformée par une tuméfaction en nappe qui s'étend : en hauteur, depuis le bord du maxillaire inférieur jusqu'à l'arcade zygomatique qu'elle déborde ; en largeur, depuis la région parotidienne et sous-angulaire jusqu'à une verticale abaissée de la commissure externe de la paupière.

Cette tuméfaction est de surface irrégulière et bosselée. En arrière, une bosselure de la grosseur d'une noix occupe la région rétro-angulaire, se continuant avec une tuméfaction qui comble le creux parotidien. Au-dessous de l'oreille, on observe un groupe de bosselures, d'un ton rouge sombre, surmontées par trois petits orifices fistuleux par où sort un liquide blanc jaunâtre séro-grumeleux. Entre ces deux groupes de bosselures, on observe un gros pli cutané tuméfié. Enfin, un troisième groupe occupe la joue, partie moyenne, sous la forme d'un bourrelet irrégulier en saillie de 6 à 7 millimètres, long de 7 à 8 centimètres, large de 1 centimètre environ, présentant dans sa partie haute un petit point fistuleux par où sort, en faible quantité, un liquide de même aspect. La paupière inférieure, au-dessous de la commissure, est occupée par une petite infiltration des dimensions d'une pièce de 1 franc, recouverte de croûtes jaunâtres. Sauf au niveau des bosselures, où la peau prend un ton rougeâtre un peu foncé, la coloration des téguments n'est pas très modifiée.

Si l'on palpe, on trouve au niveau de ces bosselures un ramollissement complet donnant une sensation de fluctuation. Au contraire, les parties intermédiaires sont occupées par une infiltration ferme, rénitente, mais ne donnant pas la sensation de dureté d'un infiltrat carcinomateux ou d'un phlegmon ligneux chronique.

La malade ne peut pas ouvrir la bouche complètement : il y a un trismus dû à cette infiltration dure des parties molles. Le petit doigt introduit dans la bouche perçoit sous la muqueuse une infiltration rénitente sans ulcération.

Toutes ces parties infiltrées sont collées au plan osseux sous-jacent : c'est une nappe fixe à laquelle on ne peut imprimer aucun mouvement, soit sur le plan osseux de l'arcade zygomatique du maxillaire supérieur, soit sur l'angle du maxillaire inférieur. Au contraire, dans les parties infiltrées non ramollies, la peau a conservé un certain degré de glissement sur les parties sous-jacentes. L'exploration des ganglions sous-maxillaires ne montre point d'adénite régionale.

Diagnostic. — M. le professeur Forgue discute le diagnostic en leçon publique. En présence de ces plastrons indurés, semés de points ramollis et fistuleux, il porte le diagnostic d'actinomycose. Ce diagnostic doit se discuter avec : 1° la sarcomatose ; 2° la tuberculose.

En s'en tenant aux phénomènes cliniques, il est à considérer : que la tuméfaction dont il s'agit est étalée en nappe large, infiltrée, et non point saillante en tumeur circonscrite comme ce serait le type d'une lésion sarcomateuse ; que cette lésion a un pouvoir moins infectant que ne le serait celui d'une sarcomatose ; dans ce dernier cas, on observerait déjà un ramollissement, une ulcération et un bourgeonnement plus actifs qu'on ne le voit ici ; la tumeur ne garderait pas dans la plupart de ses points cette consistance dense que l'on constate ; les fistules auraient une tendance à s'ulcérer, à donner issue à des champignons végétants, saignant facilement ; ce diagnostic peut donc être éliminé sans hésitation.

Il faut, au contraire, discuter de plus près le diagnostic différentiel d'avec une lésion tuberculeuse ; mais dans ce cas, il est à considérer que : hormis le cas d'une tuberculose verruqueuse, les lésions ne prendraient pas l'aspect de ce large placard, irrégulièrement mamelonné ; que les lésions seraient plutôt cutanées, au lieu d'être surtout sous-cutanées et profondes comme elles le sont ici ; que les fistules seraient cernées de zones tégumentaires violacées et décollées, au lieu d'être, comme ici, réduites à de petits orifices cachés entre les bosselures ; qu'une lésion tuberculeuse ainsi fistulisée, ne conserverait pas des masses aussi denses, et que le ramollissement serait plus diffus ; enfin, que la sécrétion de ces fistules serait plus abondante, représentée par la sérosité grumeleuse caractéristique.

La notion du lieu d'origine de la malade était un argument de plus en faveur de la nature actinomycosique de la lésion : la malade n'appartenait pas à notre région, où la vigne est la monoculture et où l'actinomycose ne se rencontre pas. Elle venait de la Haute-Loire, pays de céréales, où l'infection actinomycosique s'observe.

Pour toutes ces raisons, M. le professeur Forgue fit le diagnostic d'actinomycose, diagnostic fondé sur la discussion de l'aspect clinique des lésions. Il le confirma en recueillant, au moyen d'un tube à essai, le liquide qui faisait issue par les fistules. Roulé le long des parois du tube, ce liquide laissa se déposer une série de grains, les uns grisâtres, les autres jaunes, qui parurent être des grains actinomycosiques.

Cette notion fut confirmée par les examens très consciencieux pratiqués dans le laboratoire de M. Bosc. Au centre des grains jaunes, un enchevêtrement très dense de filaments mycéliens, bordé sur le pourtour d'un nombre plus ou moins considérable de formations en massue, disposées en rayonnement.

Dès le 1er mars, la malade est soumise au traitement par l'iodure de sodium. En trois jours, la dose est portée à 6 grammes, qui sont bien tolérés par l'estomac. Mais, dès le 12 mars, il devient évident que sous l'influence de l'iodure la tuméfaction subit un accroissement aigu ; c'est surtout du côté de la région palpébrale et de la zone malaire que le gâteau s'enflamme, augmente de saillie et devient un peu douloureux.

Le 16 mars, devant l'aggravation croissante, M. Forgue se décide à suspendre la médication iodurée. C'est alors que, considérant la nature mycosique de l'affection, il est conduit, par analogie, à essayer du traitement cuprique, si efficace contre les maladies cryptogamiques telles que le mildew. Ce traitement est conduit de la façon suivante : tous les jours (ou tous les deux jours, quand il y a un peu de réaction douloureuse) on injecte dans les points fistuleux, au moyen d'une petite seringue de verre bouillie 2 à 4 grammes d'une solution de sulfate de cuivre chimiquement pur, en commençant par le titre de 6/1000 et en s'élevant à 10/1000. Sur les points non fistuleux, mais en voie de ramollissement, on donne quelques coups de pointe de bistouri qui permettent, dès les jours suivants, de traiter, par ces injections interstitielles, la zone d'infiltration actinomycosique, attaquée sur tous ses points. Dans l'intervalle des injections, la région est recouverte par un pansement humide cupro-picriqué (sulfate de cuivre 10/1000, acide picrique 6/1000).

Le résultat de ce traitement a été surprenant et a frappé les élèves qui suivaient la malade : les trajets fistuleux se sont successivement taris ; l'infiltrat s'est progressivement résorbé.

Voici quel était l'état à la sortie, le 22 avril 1904 :

Etat à la sortie (le 22 avril 1904). — La tuméfaction de la joue a complètement disparu. Il persiste encore quelques taches rouges qui occupent les points précédemment remplis par les infiltrats actinomycosiques, au niveau de la région temporo-malaire et de la région génienne ; mais cette peau a repris sa mobilité normale et glisse sous les

3

plans sous-jacents. Le point actinomycosique, qui occupait la région commissurale externe des paupières, est complètement guéri et ne se révèle plus que par une cicatrice peu apparente.

Dans la région parotidienne persiste encore un peu d'empâtement profond ; la peau est encore rouge à ce niveau, mais les trajets fistuleux qui occupaient cette région et la région sous-angulaire se sont complètement taris : ils ne se marquent plus que par une cicatrice un peu gaufrée, blanchâtre. Le contour du maxillaire inférieur est devenu absolument net, les téguments et les parties molles, autrefois infiltrées par une épaisse nappe inflammatoire, sont nets, souples et parfaitement mobiles sur le plan osseux.

Il ne persiste qu'un tout petit point encore ramolli, des dimensions d'un noyau d'olive, offrant une petite fistule punctiforme donnant issue à une minime quantité de sérosité, dans la partie antérieure de la région sous-maxillaire. De même, on trouve encore une légère infiltration, d'ailleurs superficielle, en avant du sterno-mastoïdien, dans la région sous-mastoïdienne.

Le 10 mai l'état de guérison était parfait ; le père nous écrivait que la petite fistule sous-maxillaire ne donnait plus et que les parties avaient recouvré leur forme et leur aspect presque normal.

Tel a été ce résultat frappant par la comparaison de l'efficacité des injections cupriques interstitielles avec l'insuccès de la médication iodurée.

Nous aurions voulu garder cette malade en observation plus prolongée, nous craignions les retours offensifs possibles des végétations mycosiques, un seul grain pouvant amener une repullulation. La malade n'est partie que sous la réserve expresse qu'à la moindre récidive elle reviendrait : aucune nouvelle de rechute ne nous est parvenue et nous avons tout lieu d'espérer (le médecin traitant nous ayant promis de nous l'adresser à nouveau si une récidive apparaissait) que la guérison s'est maintenue.

Ainsi donc, comme nous le disions dans notre premier chapitre, il est des cas où l'iodure de potassium, administré même à hautes doses cependant bien tolérées par l'estomac, ne donne aucun résultat, ou même active la marche des lésions actinomycosiques.

Quelle est donc la conduite à tenir dans ce cas? D'abord suspendre l'emploi de l'iodure, puisque l'effet produit est nul ou même nuisible. Ensuite, traiter chirurgicalement, si l'extension des lésions n'est pas trop considérable et si elles sont suffisamment circonscrites. Mais, dans bien des cas, on sera en présence de lésions diffuses, avoisinant et même envahissant des organes importants que le bistouri ne peut enlever. Dans ce dernier cas, qui était celui de notre malade, il faudra recourir au traitement cuprique, si brillamment inauguré par M. le professeur Forgue dans son service des hôpitaux de Montpellier.

On suivra pour cela la technique indiquée dans l'observation que nous venons de relater ci-dessus, en ayant soin d'inciser, comme on l'a vu plus haut, tous les points ramollis, afin de mettre partout le parasite en contact avec son antagoniste.

Nous serions heureux de voir essayer ce traitement dans tous les cas où l'iodure n'aura rien donné, convaincu que ce remède spécifique des maladies cryptogamiques de la vigne doit agir favorablement dans les lésions mycosiques de l'homme.

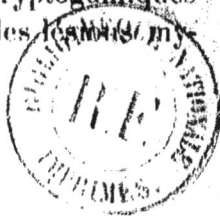

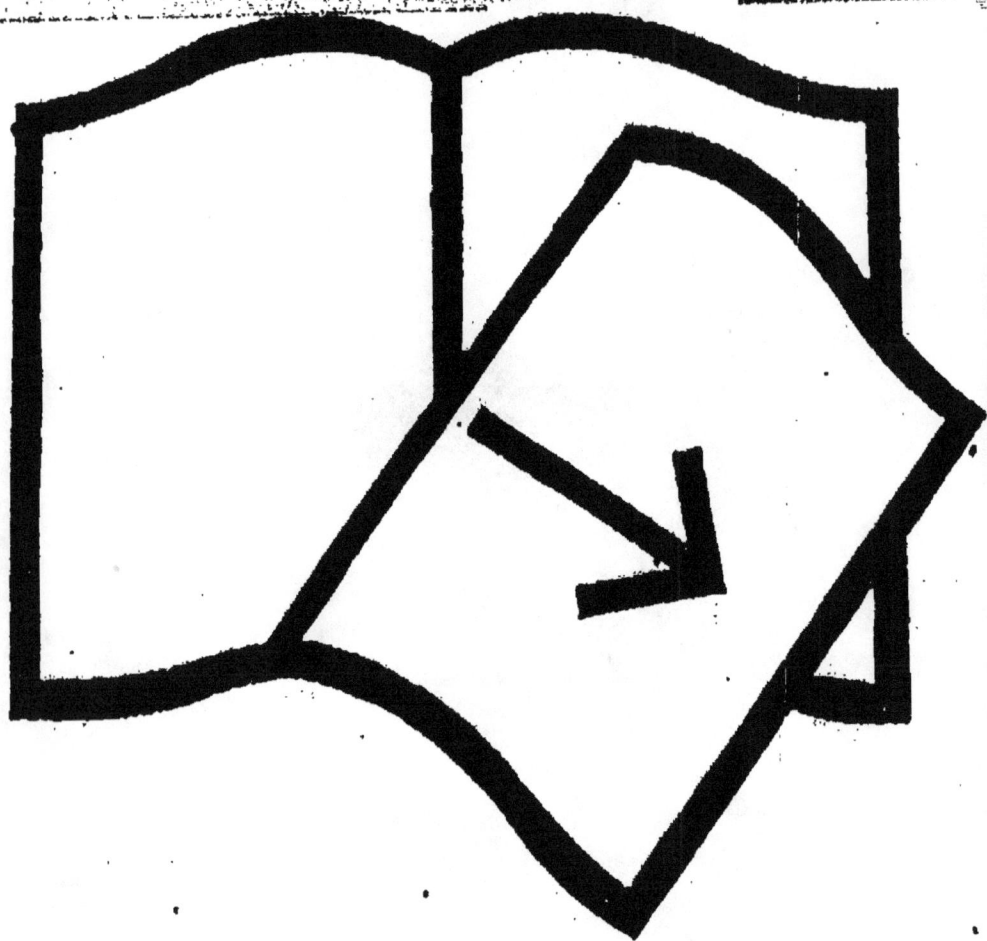

Documents manquants (pages, cahiers...)
NF Z 43-120-13

www.ingramcontent.com/pod-product-compliance
Lightning Source LLC
Chambersburg PA
CBHW071425200326
41520CB00014B/3579